AF310973

NATURE

ET

TRAITEMENT HYDROLOGIQUE

DE LA

PHTISIE PULMONAIRE

PAR

LE Dr MARCELLIN CAZAUX

Secrétaire de la *Société d'Hydrologie* de Paris ;
Membre titulaire
de la *Société de Médecine Pratique*, de la *Société Française d'Hygiène*
et de la *British medical Association* ;
Membre correspondant de la *Société d'Hydrologie* de Madrid,
des *Académies médico-chirurgicales* de Madrid, Cadix et Xérès ;
de l'*Académie de médecine et chirurgie* de Barcelone ;
de la *Société des Beaux-Arts, Sciences et Lettres* d'Alger ;
Lauréat de l'*Académie de Médecine* de Paris ;
Médecin consultant à Eaux-Bonnes (Basses-Pyrénées).

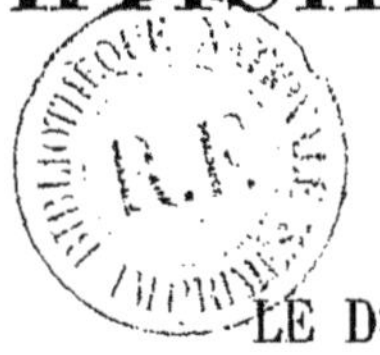

PARIS

LAHAYE ET LECROSNIER, LIBRAIRES-ÉDITEURS

PLACE DE L'ÉCOLE DE MÉDECINE, 23

1883

NATURE

ET

TRAITEMENT HYDROLOGIQUE

DE LA

PHTISIE PULMONAIRE

NATURE

ET

TRAITEMENT HYDROLOGIQUE

DE LA

PHTISIE PULMONAIRE

PAR

LE Dr MARCELLIN CAZAUX

Secrétaire de la *Société d'Hydrologie* de Paris ;
Membre titulaire
de la *Société de Médecine Pratique*, de la *Société Française d'Hygiène*
et de la *British medical Association* ;
Membre correspondant de la *Société d'Hydrologie* de Madrid,
des *Académies médico-chirurgicales* de Madrid, Cadix et Xérès ;
de l'*Académie de médecine et chirurgie* de Barcelone ;
de la *Société des Beaux-Arts, Sciences et Lettres* d'Alger ;
Lauréat de l'*Académie de Médecine* de Paris ;
Médecin consultant à Eaux-Bonnes (Basses-Pyrénées).

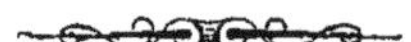

PARIS

DELAHAYE ET LECROSNIER, LIBRAIRES-ÉDITEURS

PLACE DE L'ÉCOLE DE MÉDECINE, 23

—

1883

NATURE ET TRAITEMENT HYDROLOGIQUE

DE

LA PHTISIE PULMONAIRE [1]

MESSIEURS,

Si les progrès des institutions sociales, de l'hygiène et de la thérapeutique dans notre grand siècle n'ont pas encore abouti à restreindre sensiblement le nombre immense des victimes de la phtisie pulmonaire, du moins nous avons cessé de piétiner sur place et nous sommes entrés dans une voie qui promet de nous conduire au but. Nous sommes aujourd'hui mieux fixés sur la nature et l'évolution du principe de la tuberculose ; nous sommes convaincus de sa curabilité ; nous sommes enfin en possession de quelques armes de combat qui, si elles ne nous assurent pas une victoire immédiate et complète, nous permettent de nous défendre et d'envisager l'avenir avec espoir et confiance.

Parmi les moyens thérapeutiques auxquels je fais allusion, un des plus importants réside, sans conteste, dans l'emploi des eaux minérales. C'est au milieu du XVIIIe siècle que Théophile Bordeu, mon illustre compatriote de la vallée d'Ossau, appliqua les eaux sulfureuses des Pyrénées au traitement des affections chroniques des voies respiratoires. Les médecins de son époque et ses successeurs négligèrent de suivre sa trace, soit qu'ils aient obéi à un scepticisme exagéré, soit qu'ils aient été retenus par la difficulté d'aborder aux lieux montagneux et sauvages où coulaient la plupart de ces sources.

(1) Mémoire lu en partie au congrès médical international de Séville (14 avril 1882) et en partie à la Société de Médecine pratique de Paris (4 janvier 1883).

Il n'y a guère plus d'une quarantaine d'années, du moins en France, que les eaux minérales ont été remises en honneur pour la cure des maladies de poitrine; mais cette fois le flambeau de la science hydrologique est tenu par une légion de médecins de tous les pays civilisés, et nous pouvons déclarer hardiment qu'il ne s'éteindra plus.

Vous savez, Messieurs, vous tous qui suivez avec tant de zèle le mouvement scientifique ; vous savez que le dualisme introduit dans la phtisie par Reinhardt en 1850 et, quelques années après, par Virchow, a régné presque en maître, pendant un quart de siècle, dans la plupart des Universités de l'Europe. C'est l'Ecole de Paris qui resta le plus réfractaire à son introduction : Hérard et Cornil, dès 1867, opposaient aux idées allemandes une vigoureuse résistance ; mais la réaction fut surtout prononcée depuis 1872 ; et, grâce aux travaux successifs si remarquables de Grancher, Ranvier, Thaon, Charcot (1), nous voici revenus aujourd'hui à la théorie unitaire, c'est-à-dire, à l'ancienne doctrine de Laennec. De par la voix des histologistes, la pneumonie caséeuse est redevenue la pneumonie tuberculeuse, ce qu'elle n'avait jamais cessé d'être aux yeux de praticiens éminents en tête desquels je dois inscrire, pour être juste, le regretté docteur Pidoux chez qui le coup d'œil médical s'alliait à une science profonde.

Il ne paraît pas désormais niable que la granulation tuberculeuse est l'origine première de tout processus inflammatoire ou simplement irritatif du tissu pulmonaire, et des accidents que ce processus engendre ; nous devons donc sans hésiter retourner le prétendu axiome de Niemeyer et dire : *le plus grand malheur qui puissse arriver à un tuberculeux, c'est de devenir phtisique.*

Il serait donc d'un intérêt capital de décrire ici la genèse et l'évolution de cette granulation infectieuse qui domine toute la phtisiologie ; mais cette question, traitée à fond,

(1) Voir le résumé de ces travaux par le d^r Léon Faisans, dans la *Revue des sciences médicales* (1881).

nous entraînerait hors des limites que nous nous sommes tracées. Nous nous bornerons donc au côté purement pratique et nous résumerons à grands traits les résultats des travaux contenporains les plus accrédités.

Un fait consolant se dégage des nouvelles théories ; celles-ci combattent triomphalement la prétendue incurabilité de la phtisie et promettent de fréquents succès à l'homme de l'art qui n'aura pas désespéré : le tubercule, en effet, n'est pas un produit amorphe, mort-né, marchant fatalement à la destruction des tissus qui l'environnent. C'est un organisme complet dont le germe remonte à des causes bien diverses et qui, une fois conçu, suit la loi de tous les organismes, c'est-à-dire qu'il se développe, vit et meurt.

Dans sa jeunesse, c'est la granulation grise, demi transparente ; celle-ci, pleine de sève, se propage et pullule dans tous les éléments du parenchyme pulmonaire et donne lieu à la variété bien dénommée granulie ou *tuberculose aigue*, car elle ne donne pas le temps au pauvre patient d'arriver à la période de marasme et de consomption ; ou bien le néoplasme involue lentement, devient opaque et constitue la granulation miliaire jaune qui est l'âge mûr du tubercule. Ce module miliaire caractérise deux formes ou variétés de phtisie qui, si elles peuvent se confondre au point de vue de l'anatomiste, sont séparées par un abîme aux yeux du thérapeutiste, surtout du thérapeutiste thermal. De ces deux formes, en effet, l'une marche avec une telle rapidité qu'elle parcourt toutes ses phases, y compris celle de l'ulcération pulmonaire, en quelques semaines ou en quelques mois, et constitue la *phtisie aigue,* dans laquelle je fais rentrer pour plus de simplicité la phtisie subaigue ou galopante qui ne s'en distingue que par une allure un peu moins vive.

L'autre forme, dite *phtisie chronique* ou *phtisie commune,* est celle qui nous intéresse ici, car c'est la seule qui ressortisse au traitement thermo-minéral : c'est donc cette variété, je le dis une fois pour toutes, dont il sera uniquement question dans la suite de cette étude.

Nous sommes en présence du tubercule miliaire, du tubercule adulte, qui, par suite des circonstances de sa genèse même ou du milieu où il évolue, laisse vivre le malade et permet soit à la nature seule, soit à la nature aidée par l'art, de limiter ou de réparer ses ravages. Cette lutte malheureusement tourne trop souvent encore au profit du néoplasme ; mais il est des cas aussi (et ils sont de moins en moins rares) où elle se termine à l'avantage du malade. Voyons ce qui se produit.

Il y a deux solutions principales à envisager :

1° Le tubercule adulte devient de plus en plus opaque et épais ; l'élément cellulaire, qui est l'élément des organisations supérieures, s'efface graduellement, tantôt pour faire place à de la matière amorphe et à des incrustations calcaires qui constituent le tubercule *crétacé*, tantôt pour se transformer en un tissu homologue et de bonne nature, le tissu *fibreux*. C'est là, Messieurs, si je puis ainsi dire, la vieillesse bénie du tubercule, celle que nous devons toujours désirer, celle en laquelle il faut toujours espérer, puisqu'il résulte des recherches scientifiques les plus récentes, que *le tubercule a une tendance naturelle à se transformer en nodule fibreux.*

C'est cette tendance que nous devons favoriser par tous les moyens en notre pouvoir, soit par les médications générales qui s'attaquent au principe même du mal, à la diathèse génératrice, soit par des médications locales qui puissent isoler la granulation, la protéger (si j'ose m'exprimer ainsi) contre toute déviation et lui permettre d'accomplir sans encombre sa complète *involution.* Cette involution dont le dernier terme est représenté, si les histologistes ne nous trompent pas, par un noyau fibreux inerte, c'est non-seulement la lésion pulmonaire rendue inoffensive, mais c'est encore la diathèse originelle affaiblie et l'organisme entier encouragé contre les poussées granuleuses de l'avenir.

2° J'arrive, Messieurs, au second mode de terminaison du tubercule adulte : Par suite de conditions particulières mais souvent sous l'influence de la diathèse scrofuleuse, ce tubercule s'imprègne de matières graisseuses et amorphes, jaunit de plus en plus, se réunit avec les tubercules voisins et forme ainsi des agglomérats discrets ou confluents que leur volume et leur aspect physique font regarder par l'Ecole Allemande comme des produits d'inflammation vulgaire

Le microscope a démontré l'identité de nature de ces agglomérats et du nodule miliaire ; il n'y a que des différences peu importantes de forme ou plutôt de grosseur entre les cellules du tubercule miliaire et celles du tubercule caséeux.

Mais que le tubercule caséeux dérive du tubercule miliaire ou qu'il existe primitivement et d'emblée dans la phtisie dite pneumonique, comme le veulent un certain nombre de bons esprits, toujours est-il que le pronostic de la maladie sera grave, car nous nous trouvons éloignés de la fin naturelle de la granulation tuberculeuse : la transformation fibreuse.

Cependant le noyau caséeux lui-même ne défie pas toutes les ressources de la nature et de l'art : les amas qu'il forme dans la trame du tissu pulmonaire restent stationnaires un temps plus ou moins long ; ou bien ils provoquent une réaction de l'organisme malade en vertu de laquelle ils sont ramollis et expulsés au dehors. Ce travail d'élimination n'est parfois, chez des malades qui offrent des éléments suffisants de résistance, que la première phase du processus de réparation et de cicatrisation. Il ne faut donc pas à priori porter un pronostic fatal chaque fois que l'on verra se creuser une ulcération dans le parenchyme pulmonaire ; car c'est la marche que la nature suit, chez certains valétudinaires, pour les mener à la guérison. Nous verrons que certains médicaments, notamment les eaux minérales, interviennent avec succès dans quelques cas de cette catégorie.

Ces détails, un peu longs, n'étaient pas inutiles ; ils vont jeter quelque lueur sur le problème si obscur de l'action pathogénique des sources thermales dans le traitement de la phtisie.

Messieurs, si vous m'avez bien compris, vous avez donc, à l'heure qu'il est, une idée nette du tubercule dont j'aurais pu vous décrire plusieurs variétés, mais qu'il m'a paru plus simple, plus pratique, plus fécond, de réduire à un seul type essentiel, pouvant présenter des aspects divers d'après l'époque de son évolution, c'est-à-dire, d'après son âge : Granulation grise, nodule miliaire, nodule fibreux ou caséeux ; voilà donc les trois grandes étapes dans la vie d'un tubercule.

C'est à favoriser la terminaison fibreuse, nous le répétons, que doivent tendre tous nos efforts. — Quand ce n'est pas possible, parce que nous avons à faire à des conglomérats caséeux ou pneumoniques, il faut par tous les moyens tonifier d'abord le malade ; ensuite, selon les circonstances, isoler autant que possible les conglomérats et les maintenir stationnaires et inertes, ou au contraire aider à leur élimination et à la cicatrisation ultérieure de la perte de substance.

Parmi les médications qui peuvent conduire à ces divers résultats, sinon toujours, du moins dans un certain nombre de cas, nous donnerons une place à part à la médication hydro-minérale qui a été tour à tour ou injustement décriée ou prônée maladroitement.

Comment agissent les eaux minérales dans la phtisie ? Elles agissent par divers procédés :

1° A peu près toutes exercent sur l'économie animale une action générale de remontement qui met les parties saines en état de s'opposer aux empiètements des zones tuberculeuses et conjure par conséquent l'infection prochaine dont se trouve menacé tout porteur de tubercules. *Faire vivre le malade,* tel est le premier desideratum du traitement, car chaque jour qui s'écoule rapproche la néoplasie de sa phase ultime qui peut être crétacée ou fibreuse, si les conditions sont favorables.

2° En second lieu, les eaux minérales activent les fontions

des grands appareils ; elles réveillent surtout la grande
fonction de la nutrition qui est principalement dévolue au
système lymphatique.

3° Elles exercent une influence spéciale sur la muqueuse
laryngo-bronchique. Cette influence n'est pas niée et tous les
observateurs sont d'accord pour admettre que des eaux de
composition diverse ont la puissance de diminuer ou même
de résoudre les congestions et les catarrhes développés autour du tubercule.

Ce fait est déjà capital, car il nous donne le moyen de
remplir une indication utile dont j'ai déjà parlé : isoler et
protéger le tubercule. C'est en faisant place nette autour de
lui ; c'est en supprimant les inflammations et les exsudats
vulgaires, que vous donnerez à ce tubercule toute liberté
de parcourir régulièrement ses diverses périodes et de re-
vêtir cette apparence fibreuse que nous savons être le but
de la *natura medicatrix*.

Mais, Messieurs, si l'on accorde que certaines eaux ther-
mo-minérales ont une action incontestée sur les congestions
et les phlegmasies symptomatiques, on refuse à ces mêmes
eaux toute action directe sur le tubercule lui-même. Eh bien !
tout en étant très circonspect sur un point si délicat de phy-
siologie pathologique, nous croyons néanmoins que le moment est venu de faire un pas en avant, et, sinon d'admettre
une action thermale directe sur le tubercule, du moins de ne
pas repousser cette action de prime abord et sans recours.

Prenons, si vous voulez, un acinus pulmonaire chez un
sujet en puissance de diathèse phymique, et prenons-le au
moment où va se faire une poussée de granulations dans
ce même acinus. Autour des capillaires qui rampent sous
l'épithélium des conduits alvéolaires, dans cet épithélium
lui-même apparaissent des taches hyperhémiques d'où vont
sourdre plus ou moins rapidement les follicules tuberculeux,
en même temps que se déclarera un état congestif et inflammatoire des bronches.

Au malade placé dans cette situation vous administrez une

eau minérale, de celles qui ont une action spéciale, élective sur la muqueuse pulmonaire, une eau sulfurée, par exemple.

Au bout de quelques jours, l'état du malade s'améliore ou s'aggrave, son catarrhe diminue ou augmente par l'effet indéniable du médicament hydro-minéral ; effet dû en grande partie, selon toutes les probabilités, à l'élimination du soufre par les bronches sous forme d'hydrogène sulfuré.

Eh bien ! vous voulez que cet hydrogène sulfuré qui agit sur tout l'acinus (en bien ou en mal, cela importe peu en ce moment) ; vous voulez que ce gaz traverse les parois des capillaires et qu'il n'ait aucune action sur les follicules parsemés dans l'épaisseur de ces parois ? Vous voulez que ce gaz, qui influence tous les éléments des alvéoles, s'éloigne comme par instinct des points où apparaissent les follicules soit en voie de formation soit déjà à l'état de nodules arrondis ?

Cette doctrine parait étrange. Elle a été déduite de ce fait que les inflammations symptomatiques ne disparaissent en général que transitoirement et reviennent plus tôt ou plus tard sous l'influence du travail irritatif provoqué par la présence du tubercule.

Il est vrai que, dans beaucoup de cas, les congestions et les phlegmasies se déclarent de nouveau au bout d'un certain temps ; et cela prouve en effet que la guérison est difficile à obtenir sur un terrain intoxiqué par une dyscrasie générale : mais cela ne prouve pas que l'on ne puisse hâter directement le cours de l'involution tuberculeuse, c'est-à-dire, ou accélérer la croissance et le ramollissement du néoplasme ou hâter sa transformation en noyau fibreux.

Il ne faut donc pas se presser de conclure, mais bien laisser le champ libre aux recherches. Je répète d'ailleurs que cette action directe sur le tubercule pourrait, selon les circonstances, être ou favorable ou nuisible et que, loin de rendre facile le problème des indications thermales, elle le complique et l'entoure de nouvelles difficultés.

Quoi qu'il en soit de cette théorie que je soumets à vos méditations, l'effet salutaire de plusieurs classes d'eaux minérales dans la phtisie commune n'est pas contestable, à condition de ne pas ignorer les lois qui régissent cette médication ; c'est à connaître ces lois, qui sont la garantie du succès, que nous devons nous appliquer.

Le traitement thermal de la phtisie commune comprend deux grands chapitres : le traitement prophylactique et le traitement curatif.

Pour bien limiter notre sujet et nous borner à ce qu'il importe le plus au praticien de connaître, nous ne dirons que quelques mots du traitement prophylactique thermal qui est dominé par des considérations d'hygiène et de diététique générales. Les eaux minéro-médicinales seront le complément d'un système de vie méthodique, reconstituant, destiné à empêcher l'éclosion de la tuberculose chez des sujets prédisposés par des antécédents de famille ou d'individu. Nous considèrerons, avec Jaccoud, trois groupes d'états morbides auxquels correspondent une ou plusieurs des grandes classes hydro-minérales suivantes : les ferrugineuses, les chlorurées sodiques simples ou complexes, les sulfureuses.

1er groupe caractérisé par la débilité ou l'hypotrophie constitutionnelle : — Un grand nombre de sources médicinales peuvent seconder l'action du régime hygiénique et thérapique L'une des trois classes sus mentionnées sera choisie d'après les antécédents de famille et d'après les antécédents et le tempérament de l'individu.

2e groupe caractérisé par la débilité constitutionnelle associée à une anémie globulaire : Il se présentera souvent l'indication de donner la préférence à une source ferrugineuse.

3e groupe ayant pour signe la débilité constitutionnelle associée à des déterminations actuelles ou antérieures de la scrofule. — Suivant l'âge et la forme de la manifestation morbide, vous aurez le choix entre les chlorurées sodiques

simples, les chlorurées sulfurées, les chlorurées iodo-bro-
murées et les sulfurées sodiques ou calciques.

Nous ne saurions omettre, à ce propos, de dire un mot de
la cure préventive des maladies de poitrine par les eaux d'Eaux-
Bonnes. Déjà, en 1847, un savant de mérite, agrégé de l'é-
cole de Montpellier, le D' Andrieu, qui exerçait pendant l'été
à Eaux-Bonnes, appela l'attention du corps médical sur cette
question si intéressante ; Pidoux, en 1877, lui consacra un
mémoire que l'Académie de médecine jugea digne de la plus
haute récompense. Il y rappelle qu'il y a trois maladies chroniques capitales : la scrofule, l'arthritis et la syphilis, qui,
par dégénérations successives, conduisent aux maladies ultimes dont la phtisie des poumons est la plus fréquente.

Un médecin observateur qui verra un enfant ou un ado-
lescent affaibli par une de ces trois dyscrasies qui menacent
de tourner en affection ultime grave, devra se hâter d'ins-
tituer un régime reconstituant dont les cures thermales an-
nuelles seront un des principaux facteurs.

Quant à l'herpétisme, dont Bazin faisait la quatrième maladie capitale, c'est un type fugace, protéiforme, abâtardi ; la
plupart de ses prétendues déterminations peuvent se rattacher aux trois diathèses précédentes. Il y a néanmoins un
certain nombre de lésions de la peau et des muqueuses aux-
quelles il est utile de conserver la dénomination d'herpétides,
parce qu'on ne saurait les classer ailleurs et qu'elles servent
de transition entre les maladies capitales et les maladies
ultimes, telles que la tuberculose.

Ce fait d'ailleurs n'a pas une grande portée dans la pratique, notamment dans le sujet qui nous occupe, puisque
les mesures prophylactiques seront à peu près les mêmes,
que les menaces de tuberculisation procèdent des diathèses-
types scrofuleuse et arthritique ou de la diathèse herpétique,
vague et dégénérée.

Nous voici arrivés, Messieurs, au traitement curatif de
la phtisie par les eaux minérales.

Nous aurions bien voulu, avant d'entrer dans le vif de

cette étude, vous dire un mot de la question des climats à laquelle des observateurs compétents assignent le premier rôle dans la thérapeutique de la tuberculose ; mais cela nous mènerait trop loin.

Qu'il me suffise de vous rappeler que, par une coïncidence très heureuse, la plupart des cités thermales renommées se trouvent situées dans les hautes vallées et que, par conséquent, les valétudinaires y suivent à la fois la cure par l'eau minérale et la cure par l'air des montagnes.

Ce double traitement est, en principe, formellement indiqué dans la phtisie cummune, à toutes les phases. Il y a généralement intérêt à se trouver à l'époque du début ; mais ce n'est pas néanmmoins le degré de la lésion anatomique qui doit servir de base d'indication. Tel malade, en effet, parvenu à la période d'ulcération, mais ayant d'ailleurs de l'appétit, de l'embonpoint et des forces, retirera grand profit d'une cure thermale ; tel autre, au contraire, avec des granulations à peine écloses, devra s'abstenir d'aller aux eaux, parce qu'il sera dans un état de surexcitation générale ou d'éréthisme local. Il est prudent de voir d'abord s'apaiser ces phénomènes par la seule intervention de la nature ou par une médication très douce et très calmante.

En somme, les indications et les contre-indications dérivent de deux sources : 1° le caractère primitif ou secondaire de la tuberculose ; 2° le mode réactionnel du malade.

Il faut donc rechercher d'abord si l'altération pulmonaire se rattache à la débilité constitutionnelle, seule origine de la diathèse tuberculeuse, autrement dit, *si la phtisie est primitive* ; ou bien si cette altération prend sa source dans l'une des diathèses scrofuleuse, arthritique, herpétique et syphilitique, autrement dit, *si la phtisie est secondaire*.

Mais ajoutons de suite que cette recherche n'est pas essensielle, car une même eau médicinale peut être appropriée à des tuberculoses d'origine diverse. Le point important, le point capital, c'est de connaître le *mode réactionnel*, c'est-à-dire, le degré de tolérance de l'organisme entier vis-à-vis de la lésion locale ; en un mot, le rapport entre le malade et l'affection.

Ce rapport varie suivant l'idiosyncrasie du sujet et suivant le milieu où il se meut. Tantôt il y a tolérance plus ou moins complète et absence de réaction ; tantôt il y a intolérance et signes réactionnels plus ou moins prononcés. Parmi ceux-ci, quelques-uns méritent une attention particulière :

1° La fièvre : La fièvre franche de tuberculisation initiale ou d'inflammation contre-indique les eaux minérales ; mais non la fièvre hectique intermittente ou rémittente ; à plus forte raison les accès erratiques, irréguliers, ne sont-ils pas une contre-indication.

2° L'hémoptysie : Si elle est récente et abondante, il faut s'abstenir ou du moins ajourner le traitement. Certains pathologistes défendent les cures thermales à tous les malades qui ont eu des crachements de sang ou même un seul crachement un peu fort. Autant vaut-il presque interdire *à priori* la cure thermale à tous les tuberculeux, car la plupart ont eu des hémoptysies dans le courant et, le plus ordinairement, au début de leur affection. Pour nous, nous ne pensons pas ainsi ; et sans vouloir aller jusqu'à dire, comme on l'a dit, que l'hémoptysie thermale est favorable, nous soutenons qu'elle n'est guère plus commune aux stations balnéaires qu'ailleurs pour un même nombre de phtisiques, et qu'elle est presque toujours inoffensive. Nous avons prouvé ces deux faits dans un mémoire lu en 1877 à la Société d'hydrologie. Depuis lors, de nouvelles observations sont venues confirmer nos dires et démontrer la rareté relative et la quasi innocuité des hémoptysies thermales. Nous conseillons seulement aux malades d'attendre de trois à quatre semaines avant de commencer la cure.

3° La diarrhée persistante et les sueurs nocturnes profuses, signes d'entérite tuberculeuse et de consomption rapide, doivent aussi être rangées au nombre des contre-indications.

En somme, et pour voir les choses de plus haut, nous pouvons admettre, au point de vue clinique, deux grandes divisions dans la phtisie : la phtisie floride ou *éréthique*, et la phtisie passive ou *torpide*, mais en ayant soin d'appliquer ces qualificatifs d'éréthique et de torpide, non pas à la maladie considérée en elle-même, mais au mode réactionnel du malade.

Dans ces conditions, on pourra énoncer quelques principes et dire, par exemple :

La réaction floride repousse les eaux excitantes ;

La réaction torpide réclame ces mêmes eaux.

Et, comme, à proprement parler, il n'y a que des eaux minérales excitantes, nous pouvons modifier ainsi la formule :

1° La réaction floride, si elle n'est pas trop forte, autorise l'emploi des eaux *médiocrement excitantes* ;

2° La réaction torpide appelle l'emploi des *eaux excitantes*.

Nous avons ainsi, en face des deux formes active et passive de la phtisie, deux groupes correspondants d'eaux minérales classées non plus selon leur composition chimique, mais selon leurs effets pathogéniques ; ce qui est plus utile et plus pratique.

Jaccoud admet trois groupes en montant des sources les plus douces aux sources les plus actives ; mais il nous a semblé plus rationnel de ne conserver que deux groupes ; car une eau peu excitante de sa nature devient très excitante en forçant les doses, de même qu'une eau regardée comme très excitante ne produit plus les mêmes effets à doses minimes. Tel malade qui n'aurait pas supporté la cure thermale en débutant par 200 gr. dans les 24 heures, la supportera sans encombre en débutant par 20 gr. par exemple. Deux divisions nous suffisent donc, car les nuances s'obtiendront aisément par les variations dans le dosage et dans les modes d'administration.

Parmi les sources du premier groupe, *médiocrement excitantes*, pour choisir l'unité thermale qui convienne à une phtisie floride donnée, il faudra d'abord s'informer si cette phtisie est primitive ou secondaire, savoir le plus ou le moins dans le mode de réaction du malade, enfin connaître jusqu'aux nuances les propriétés pathogéniques de chaque fontaine et de chaque climat.

Nous mettrons dans ce groupe, par ordre approximatif de force, les eaux bi-carbonatées sodiques chlorurées *d'Ems* (100ᵐ) et de *Royat* (450ᵐ), en donnant la préférence aux dernières à cause de l'altitude de la station ; — les chlorurées sodiques de *Soden* et d'*Ischl* (430ᵐ) qui ne peuvent guère être utiles qu'à la période initiale et contre les lésions superficielles de l'affection. Les chlorurées, bonnes pour remonter un tempérament scrofuleux, ont peu de prise sur les phlegmasies péri-tuberculeuses ; — *Weissembourg*, en Suisse, peut rendre des services contre le catarrhe bronchique simple ou même symptomatique chez les sujets très irritables. *Lippspringe*, en Westhphalie, bicarbonatée calcique, réussit également dans les catarrhes superficiels, tout-à-fait au début de la tuberculose.

De cette eau azotée nous rapprocherons deux sources espagnoles qui ne présentent rien de particulier dans l'analyse des matières fixes, mais qui se distinguent par leur richesse en gaz azote ou nitrogène : *Panticosa* et *Urberuaga de Ubilla*.

Panticosa jouit d'une renommée ancienne. On y boit souvent à la *Source de l'Estomac* qui est sulfureuse ; mais le principal rôle est attribué à la *Source du Foie* dont la composition se fait principalement remarquer par une quantité considérable d'azote : En sorte que l'eau de Panticosa doit être rangée dans le groupe des eaux médiocrement excitantes, et qu'il serait indiqué d'y envoyer les malades impressionnables, à réaction vive, ayant plus besoin d'être calmés par l'azote que stimulés par le soufre. Mais un élément très important vient ici compliquer le problème, nous voulons parler du climat qui est très excitant dans cette station située à une altitude de 2,300 mètres.

Il faudra donc, si l'on veut éviter des mécomptes, faire pour chaque cas particulier un calcul de compensation entre l'eau qui est des plus douces et l'air qui est des plus vifs. Une fois ce calcul fait, et s'il n'en ressort pas une contre-indication nette, conseillez Panticosa de préférence aux valétudinaires qui mangent peu et assimilent mal , car la *Source du Foie* réveillera l'appétit parallèlement à l'action du climat.

Quant à Urberuaga, le Dr Pedro Jimenez, le sympathique directeur de cette station, attribue aux eaux et surtout aux inhalations de nitrogène, une action calmante et résolutive des congestions péri-tuberculeuses ; il a proposé de constituer sous le nom d'eaux azotées une classe nouvelle formée d'Urberuaga et de Panticosa ; mais nous pensons qu'il vaudrait mieux conserver au nouveau groupe le nom de *salino-azotées* qui a l'avantage de ne pas trancher la question encore en suspens de l'action physiologique et thérapeutique de l'azote.

Reprenant notre énumération, nous ajouterons à notre premier groupe : *Ontaneda*, sulfatée calcique sulfhydriquée, conseillée principalement contre les bronchites herpétiques et scrofuleuses; — *Escoriaza*, de composition analogue, vantée contre les congestions et même les engorgements ; — *El Molar* et *Cortejada*, chlorurées sodiques sulfhydriquées, qui n'ont guère d'action que dans les catarrhes laryngiens et bronchiques simples ; — *Saint-Honoré*, sulfurée faible avec 3 milligr. de sulfure de sodium, qui agit seulement sur le catarrhe des premières phases de la tuberculose et sur les congestions pulmonaires de nature arthritique ; — *Amélie-les-Bains* (278^m) qui renferme de 8 à 13 milligr. de sulfure de sodium dans les sources où l'on boit ; la douceur du climat rend cette ville habitable l'hiver pour les phtisiques, mais les statistiques du traitement thermal publiées par les médecins militaires ne sont pas encourageantes.

Après ce premier groupe d'eaux peu excitantes, dont l'effet assez prochain se traduira souvent par la sédation, nous avons à parler du second groupe , des eaux *excitantes proprement dites,* qui agissent en général par irritation substitutive, mais dont l'effet final et curatif se révèle aussi par la sédation soit générale soit locale.

Dans ce groupe très important nous comptons des eaux de composition chimique très variée :

La *Bourboule* (850^m), chlorurée sodique arsénicale, qui ne convient guère que dans certaines phtisies secondaires d'origine scrofuleuse ou herpétique.

Le *Mont-Dore*, bicarbonatée arsénicale, où l'altitude (1050^m) et les procédés balnéaires énergiques jouent un rôle aussi important que les composés chimiques contenus dans les eaux. Cette station reçoit surtout des asthmes et des phtisies arthritiques aux premières périodes.

Saxon, en Suisse, bicarbonatée calcique et iodée, est conseillé contre la tuberculose avec engorgements ganglionnaires.

Le *Vernet* (Pyrénées-Orientales, 620^m) remplit à peu près les mêmes indications qu'Amélie ; mais, comme il possède des sources de force variée renfermant de 14 à 59 milligr. de sulfure de sodium, on peut y graduer la médication et y obtenir des effets plus ou moins irritants ; les bains puissants dont on y dispose sont mieux utilisés contre des espèces morbides autres que la phymie pulmonaire qui réclame beaucoup de prudence dans ce mode d'administration.

Marlioz, en Savoie, est sulfurée sodique sulfhydriquée et s'emploie particulièrement en inhalations et pulvérisations dans les phlegmasies symptomatiques des deux premiers degrés de la tuberculose ; sa basse température (14° c.) explique peut-être son infériorité vis-à-vis des eaux pyrénéennes.

Nous mettons à peu près au même niveau les trois stations espagnoles suivantes : *Betelu* qui contient 4 milligr. et demi de sulfure de sodium et 58 centigr. de chlorure de sodium ; — *Santa-Agueda* (250^m), sulfurées calciques froides qui sont surtout appropriées aux catarrhes du larynx et des bronches chez les sujets qui ont eu ou ont actuellement des dermatoses ; — et *Caldas de Oviedo*, bicarbonatées calciques et azotées, qui sont recommandées aux premières phases de la tuberculisation. Il y a lieu, pensons-nous, de donner plus d'importance aux principes fixes de ces sources qu'à l'azote qui s'en dégage. Cet azote ne dépasse pas en effet le chiffre de 16 c. c. par litre d'eau et ne doit pas y jouer un rôle plus prépondérant que dans les sulfurées pyrénéennes qui en renferment des doses à peu près égales.

Nous placerons ici *Allevard*, *Pierrefonds* et *Enghien*, sulfurées calciques froides, qu'il faut manier avec précaution chez les phtisiques sujets aux congestions pulmonaires ; ces eaux sont principalement utiles dans les pharyngolaryngites catarrhales ou herpétiques.

Nommons ensuite la *Puda*, célèbre station catalane, qui renferme 2 gr. 36 de matières fixes dont 0 gr. 40 de sulfure de sodium et 1 gr. 02 de chlorure de sodium. Un pareil assortiment la rend précieuse contre le lymphatisme, la scrofule et certaines dermatoses sèches, ainsi que dans les catarrhes qui en dérivent ; mais leur richesse de minéralisation ne permet de le utiliser dans la phtisie que pour les formes très atoniques et très passives. Nous rapprocherons de la Puda une source de grande valeur qui en est, en France, l'analogue au point de vue de la composition et des effets physiologiques et thérapeutiques : nous voulons parler d'*Uriage* qui renferme néanmoins un peu plus de sel et un peu moins de soufre.

Nous arrivons, Messieurs, aux sources sulfurées pyrénéennes qui vont clore la série :

Luchon (628^m). Les nombreuses fontaines de Luchon offrent de grandes ressources pour modifier les quatre diathèses dont nous avons parlé ; mais elles conviennent surtout au lymphatisme, à la scrofule superficielle et à la syphilis. C'est chez les individus affectés de l'une de ces trois dyscrasies que la source du *Pré* (0,034 milligr. de sulfure de sodium à la buvette n° 2) pourra améliorer ou guérir l'angine glanduleuse et le catarrhe pulmonaire, mais à la condition que l'élément tuberculeux soit absent ou du moins soit encore latent.

Cauterets (990 ᵐ), possède également des sources nombreuses, de température et de composition variées, qui permettent de graduer la médication suivant les circonstances. Nous n'avons à nous occuper ici que des fontaines en usage pour la curation de la tuberculose pulmonaire : *César nouveau* (0,028 milligr. de sulfure de sodium) est prescrit quand la forme lente du mal et la constitution molle du malade permettent une médication énergique. La buvette de *la Raillère*, qui est plus douce (0,019 milligr. de sulfure de sodium), sera réservée pour les individus, riches de sang ou impressionnables, qui réagissent facilement. Elle réussit de préférence dans les pharyngo-laryngites et dans les lésions broncho-pulmonaires peu profondes.

Je terminerai, Messieurs, par la station des *Eaux-Bonnes* dont vous me permettrez de vous parler quelques instants, puisque c'est celle où j'exerce depuis seize ans et dont j'ai par conséquent une expérience personnelle. Les Eaux-Bonnes, par leur altitude (790 ᵐ), tiennent le milieu entre Cauterets et Luchon ; elles tiennent aussi le milieu entre les sources de la Raillère et du Pré par leur température, leur richesse en sulfure et l'excitation physiologique ou pathogénique qu'elles provoquent. C'est pour cela sans doute qu'elles conviennent aux formes intermédiaires de la phtisie et qu'elles sont indiquées dans un plus grand nombre de cas.

Je puis le dire avec des observateurs éminents, tels que Andrieu, N. Guéneau de Mussy, Pidoux : nos eaux sont appropriées à la phtisie primitive et à la phtisie secondaire ; elles agissent sur la constitution ou sur la diathèse par un effet d'activité et de remontement imprimé à tous les organes ; elles modifient l'état local par un processus substitutif dû soit à l'élimination du soufre, comme nous l'avons dit, soit à une action élective inconnue sur la muqueuse bronchique.

Ce n'est donc pas dans la diathèse génératrice que vous trouverez les contre-indications ; celles-ci doivent être déduites du mode réactionnel du malade, selon que nous l'avons expliqué plus haut. C'est la phtisie lente et torpide qui est justiciable de nos eaux, comme d'ailleurs de toutes les stations du deuxième groupe.

Il faut laisser dans leur famille, au milieu des soins et des consolations du foyer, les malades parvenus à la dernière période de la consomption.

La fièvre contre-indique en principe les eaux minérales; mais si vous les interdisiez, comme fait Jaccoud, à tout fébricitant, même avec le type rémittent ou intermittent, vous priveriez à tort plus d'un malade d'un médicament difficile à remplacer. Il y a une étude à faire pour chaque cas particulier :

Si le thermomètre monte sous l'aisselle à 38 et surtout à 39° le matin, malgré des sueurs abondantes; s'il y a inappétence et vomissements; si l'expectoration est devenue opaque, renoncez au traitement thermal.

Si une diarrhée opiniâtre donne à supposer qu'il y a eu éruption granuleuse dans l'intestin, abstenez-vous également.

Lorsque la fièvre est due à une bronchite ou à une pneumonie symptomatiques, le cas exige une attention particulière ; sans aller jusqu'à dire, avec Pidoux, que les Eaux-Bonnes ont plus d'action appréciable quand il existe un certain degré de phegmasie bronchique péri-tuberculeuse, toujours est-il qu'il n'y a lieu de repousser absolument la cure thermale que si cette fièvre a revêtu le type continu; la cure peut être suivie, pourvu qu'il y ait rémission franche dans la matinée.

Cela prouve que le degré de la maladie est au second plan et que nous aimerons mieux soigner à nos eaux un phtisique au troisième degré n'ayant pas subi l'entraînement tuberculeux, qu'un phtisique au premier degré offrant une diathèse très prononcée et un organisme dépourvu de résistance.

Quant à l'hémoptysie, nous avons exprimé notre sentiment,

à propos des eaux sulfurées en général ; elle ne contre-indique que si elle est récente ou à récidives fréquentes.

A l'encontre de ce que nous venons de dire, il y a des signes qui militent pour l'emploi de l'eau d'Eaux-Bonnes :

1° L'absence de fièvre ou une fièvre modérée à type intermittent ou rémittent ;

2° La tolérance du malade pour les médicaments stimulants et reconstituants dont il a déjà usé ;

3° Un certain degré d'embonpoint. Il est besoin d'une somme suffisante d'éléments sains pour lutter contre le principe morbifique et permettre aux éléments malades de se réparer ou tout au moins de s'isoler ; nous tiendrons donc grand compte de l'état des premières voies digestives, car sans assimilation alimentaire il n'y a guère d'amélioration à espérer ;

4° Il est à désirer qu'un seul des poumons soit atteint, pour que l'autre puisse servir de point d'appui solide ;

5° Les lésions du larynx en général ne sont pas de bon augure ; mais il y aura grand intérêt à distinguer la laryngite tuberculeuse de la *laryngite des tuberculeux* qui, causée par l'irritation des matières expectorées, est de nature catarrhale simple et s'amende très heureusement par les eaux ;

6° Il sera excellent que le valétudinaire n'ait pas de dyspnée ou n'ait qu'une dyspnée modérée ;

7° Enfin, si, comme nous l'avons dit, l'origine de la maladie n'influe pas au point de vue des indications, elle influera au point de vue du pronostic. Nous n'acceptons pas entièrement la fameuse doctrine sur l'antagonisme de la phtisie avec les diathèses arthritique, herpétique, etc.; il est pourtant d'observation que les goutteux qui voient revenir leurs attaques d'asthme, leurs hémorrhoïdes, leur gravelle ; les herpétiques qui voient refleurir une dartre; les névrosiques chez qui se réveille une ancienne névralgie, se trouvent, au moment même, améliorés quant à leur affection thoracique. Malheureusement la théorie perd de sa valeur, car ces éruptions antagonistes sont beaucoup plus rares qu'on ne croit généralement.

Je tiens aussi à vous prévenir que les effets immédiats des eaux sulfurées sont parfois pénibles ; ils se portent sur le système circulatoire sanguin et sur le système nerveux et provoquent de la fatigue, de l'inquiétude, de l'insomnie; dans ces cas, l'effet curatif ne se montre que plus tard ; il se produit par l'intermédiaire de l'appareil lymphatique et de la substance conjonctive qui sont les organes immédiats de la nutrition.

Il n'est pas rare que l'excitation immédiate fasse défaut; il y a alors incubation de quelques semaines ou même de quelque mois au bout desquels peut se déclarer une crise soit sur le poumon, soit sur d'autres appareils : c'est à cette action éloignée qu'il faut souvent rattacher les éruptions furonculeuses ou dartreuses, les coliques hépatiques ou rénales, etc, qui éclatent parfois soudainement un temps plus ou moins long après la cure thermale.

De ce qui précède, il nous est permis de tirer les conclusions suivantes :

1º L'histologie pathologique et la clinique démontrent que la phtisie pulmonaire est une et qu'il n'y a pas de différence fondamentale de nature entre la petite cellule du tubercule miliaire et la cellule géante du tubercule pneumonique ou caséeux.

2º Elles prouvent aussi que la granulation tuberculeuse n'est pas un produit mort-né, mais est un produit organisé qui parcourt le cycle de son évolution comme tous les organismes vivants.

3º Le dernier terme de cette évolution consiste dans la transformation en nodules fibreux isolés et inertes ou en amas lobulaires caséeux et irritants.

4º Le but de l'art doit être : — Dans le premier cas, de favoriser la métamorphose fibreuse. — Dans le second cas, d'aider à l'élimination des agglomérats et à la réparation de l'ulcération pulmonaire.

5° Le plus puissant modificateur de la phtisie commune doit être cherché dans les eaux minérales et dans les climats scientifiquement choisis.

6° L'indication du traitement thermal ne doit pas être déduite du degré anatomo-pathologique de la maladie, mais du mode réactionnel du malade.

7° L'allure de ce mode réactionnel réclame la division des tuberloses en deux grandes classes : a. les pthisies florides ou *éréthiques* dans lesquelles l'irritabilité du malade est prononcée; — b. les phtisies passives ou *torpides* dans lesquelles cette irritabilité est presque nulle ou du moins faible.

8° A ces deux classes de phtisie correspondent deux groupes d'eaux minérales de compositions chimiques diverses, mais que l'on peut ranger cliniquement sous la double rubrique de : *médiocrement excitantes* et *excitantes*.

9° Si les sources thermales et les climats sont souvent efficaces dans la médecine de l'individu, ils seraient encore bien plus puissants dans la médecine de l'espèce.

10° Les médecins, secondés par les gouvernements, devraient donc, par des cures d'air de montagne et d'eau minérale, s'appliquer à prévenir l'éclosion de la tuberculose secondaire chez les individus et les familles menacés par les lois de l'hérédité ou par les diathèses génératrices.

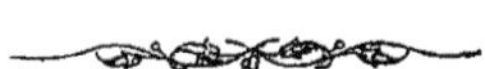

PAU. — IMPRIMERIE VERONESE

JOURNAL DES EAUX-BONNES

(Hydrologie, Médecine, Variétés, Liste des Étrangers)

XVIIe ANNÉE

UN AN : 5 Fr.

BUREAUX : { à Eaux-Bonnes, Pharmacie Centrale.
{ à Paris, 8, rue de l'Université.